BEI GRIN MACHT SICH IHR WISSEN BEZAHLT

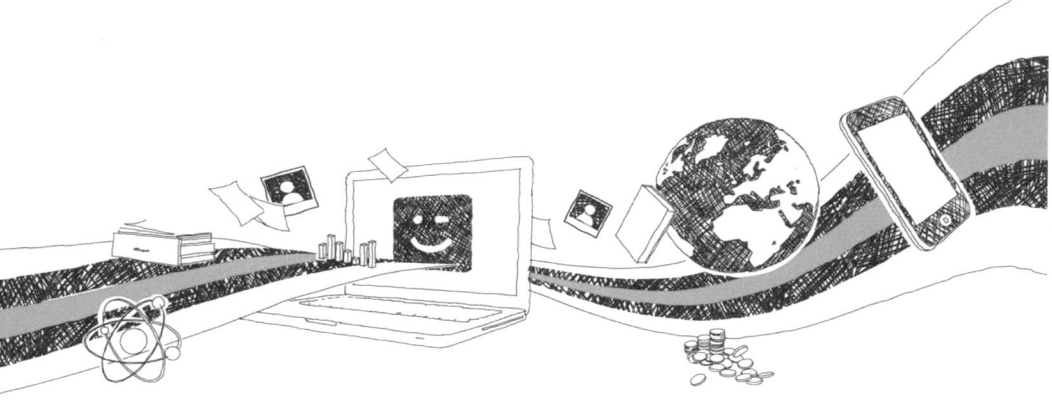

- Wir veröffentlichen Ihre Hausarbeit, Bachelor- und Masterarbeit

- Ihr eigenes eBook und Buch - weltweit in allen wichtigen Shops

- Verdienen Sie an jedem Verkauf

Jetzt bei www.GRIN.com hochladen und kostenlos publizieren

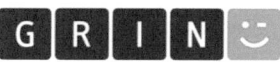

Bibliografische Information der Deutschen Nationalbibliothek:

Die Deutsche Bibliothek verzeichnet diese Publikation in der Deutschen Nationalbibliografie; detaillierte bibliografische Daten sind im Internet über http://dnb.d-nb.de/ abrufbar.

Dieses Werk sowie alle darin enthaltenen einzelnen Beiträge und Abbildungen sind urheberrechtlich geschützt. Jede Verwertung, die nicht ausdrücklich vom Urheberrechtsschutz zugelassen ist, bedarf der vorherigen Zustimmung des Verlages. Das gilt insbesondere für Vervielfältigungen, Bearbeitungen, Übersetzungen, Mikroverfilmungen, Auswertungen durch Datenbanken und für die Einspeicherung und Verarbeitung in elektronische Systeme. Alle Rechte, auch die des auszugsweisen Nachdrucks, der fotomechanischen Wiedergabe (einschließlich Mikrokopie) sowie der Auswertung durch Datenbanken oder ähnliche Einrichtungen, vorbehalten.

Impressum:

Copyright © 2017 GRIN Verlag
Druck und Bindung: Books on Demand GmbH, Norderstedt Germany
ISBN: 9783668851757

Dieses Buch bei GRIN:

https://www.grin.com/document/452743

Anna-Lena Herter

Die Auswirkungen von Tanztherapie auf die Lebensqualität von Parkinsonpatienten

GRIN Verlag

GRIN - Your knowledge has value

Der GRIN Verlag publiziert seit 1998 wissenschaftliche Arbeiten von Studenten, Hochschullehrern und anderen Akademikern als eBook und gedrucktes Buch. Die Verlagswebsite www.grin.com ist die ideale Plattform zur Veröffentlichung von Hausarbeiten, Abschlussarbeiten, wissenschaftlichen Aufsätzen, Dissertationen und Fachbüchern.

Besuchen Sie uns im Internet:

http://www.grin.com/

http://www.facebook.com/grincom

http://www.twitter.com/grin_com

Inhalt

Einleitung 2

1. Recherche 4

1.1 Das PICO-Schema 4

1.2 Festlegung der Schlüsselbegriffe 5

1.3 Suchvorgang mit MeSH und PubMed 5

1.4 Auswahl der Abstracts 5

2. Vorstellung der ausgewählten Abstracts 6

2.1 „Tango for treatment of motor and non-motor manifestations in Parkinson´s disease: a randomized control study" 6

2.2 „Dance for PD: a preliminary investigation of effects on motor function an quality of life among persons with Parkinson's disease (PD)" 7

2.3 „Dance as an intervention for people with Parkinson's disease: a systematic review and meta-analysis" 8

2.4 „Rehabilitation, exercise therapy and music in patients with Parkinson's disease: a meta-analysis of music-based movement therapy on walking-ability, balance and quality of life" 8

2.5 „Health-related quality of life and alternative forms of exercise in Parkinson's disease" 9

3. Zusammenfassung, Kritik und Vergleich der Studien 9

4. Gliederung der Hausarbeit 10

Literaturverzeichnis 11

Einleitung

Jährlich ereilt die Erstdiagnose des Parkinson-Syndroms 12.500 weitere Menschen in Deutschland. (vgl. Parkinson aktuell, 2013). Die Betroffenen sind meist zwischen 50 und 60 Jahre alt, wobei die Inzidenz der männlichen Bevölkerung die der Frauen um das Eineinhalbfache übersteigt. In Deutschland schätzt man die Zahl der Parkinsonerkrankten auf insgesamt 250.000 bis 400.000, was 0,3-0,5% der Bevölkerung entspricht. Aufgrund des demographischen Wandels ist damit zu rechnen, dass sich die Anzahl der Betroffenen im Jahr 2030 verdoppelt hat. Das Parkinson-Syndrom ist damit, nach dem Morbus Alzheimer, die zweithäufigste neurodegenerative Erkrankung. (vgl. Deutsche Parkinson Gesellschaft, 2013)

Parkinson entsteht durch degenerative Veränderungen im extrapyramidalmotorischen System (EPMS). Betroffen ist vor allem die Substantia nigra im Mittelhirn, wo es zu einem progredienten Untergang der melaninhaltigen Neurone kommt, welche den Neurotransmitter Dopamin synthetisieren. Dies führt zu einem funktionellen Ungleichgewicht zwischen den Neurotransmittersystemen Dopamin/Acetylcholin und Dopamin/Glutamat. Der Dopaminmangel in den Basalganglien zieht daher einen relativen Acetylcholinüberschuss nach sich. Resultierend kommt es zu einer vermehrten Inhibition des Thalamus und einer reduzierten Exzitation des motorischen Kortex (vgl. Bäzner & Wöhrle, 2007, 1358). Typische Symptome der hypokinetisch-hypertonen Bewegungsstörung sind der Tremor in Ruhe, die Bradykinese bis hin zur Akinese und ein allgemein beobachteter Rigor, auch Parkinson-Trias genannt (vgl. Meinck & Ringleb, 2012, 391). Begleitend kommt es jedoch auch zu sensorischen und vegetativen Funktionsstörungen sowie psychischen Erkrankungen, beispielsweise Depressionen, Angststörungen und Verlangsamung der Denkabläufe bis hin zur Demenz (vgl. Alesch & Kaiser, 2010, 23).

Die Behandlung von Morbus Parkinson bezieht sich zunächst auf die medikamentöse Therapie. Den Goldstandard in erreicht man zunächst mit L-Dopa (L-Dihydroxyphenylalanin), einer Monosubstanz, welche eine Verbesserung der Parkinson-Trias erzielt. Tolcapon (Tasmar) und Entacapon (Comtess) unterstützen zudem die Bioverfügbarkeit von L-Dopa im Gehirn. Ergänzend zur L-Dopa Therapie können zudem Dopaminagonisten verabreicht werden (vgl. Bäzner et al., 2007, 1362). Wenn eine medikamentöse Therapie bei Patienten[1] in einem fortgeschrittenen Stadium zu keinerlei Besserung der Symptome führt, kann operativ ein tiefer Hirnstimulator eingesetzt werden. Dabei werden dem Patienten Elektroden direkt in das Gehirn eingeführt, wo diese dann über gezielte Stromstöße bestimmte Hirnregionen hemmen oder ausbleibende Signale kompensieren (vgl. Gerlach, Reichmann & Riederer, 2007, 264-265). Begleitend zu beiden Therapiemöglichkeiten sollte jedoch immer auch eine konservative Therapie in Form von Physio- und Ergotherapie, sowie im fortgeschrittenen Stadium auch Logopädie empfohlen werden. Psychologen, aber auch auf Parkinson bezogene Selbsthilfegruppen und Internetforen, bieten Betroffenen die Möglichkeit, sich über ihre psychische Verfassung auszutauschen und Ratschläge zu empfangen.

Um einen modernen medizinischen Sektor zu bilden, ist es allgemein von großem Interesse, jedem Patienten eine umfangreiche und ganzheitliche Therapie zu ermöglichen. Hier sollten sowohl die behandelnden Personen, wie Ärzte, Physiotherapeuten oder Ergotherapeuten, als auch der Patient selbst die Möglichkeit haben, aus einem breiten Spektrum an Therapiemöglichkeiten eine patientenorientierte Behandlung zusammenzustellen. Nur so ist es möglich, dass jeder Patient ganz individuelle Erfolge in der Bewältigung seiner Krankheit erzielen kann. Bezogen auf Parkinsonerkrankte ist es also empfehlenswert, begleitend zu der medikamentösen oder operativen Therapie, bewegungstherapeutische Mittel vorzuschlagen, denn hier bietet sich mittlerweile eine Vielzahl von Ansätzen wie Yoga, Tai Chi, Chi Gong, Stepaerobic, Nordic Walking und letztendlich auch der Tanztherapie.

Doch wie effektiv ist die Tanztherapie bei Parkinsonpatienten in Bezug auf die Lebensqualität der Betroffenen? Um dies genau zu klären, ist es unabdinglich die Forschung auf diesem Gebiet zu intensivieren, um den Betroffenen möglichst vielversprechende Perspektiven zu bieten.

In der folgenden Arbeit wird zunächst ein Überblick über die Pathologie von Morbus Parkinson gegeben. Wie im obigen Text bereits skizziert, erhält man hier auch eine Zusammenfassung der bisherigen Therapieansätze, sowie die aktuelle Forschungslage. Im zweiten Kapitel wird die Tanztherapie beschrieben und die Forschungsfrage näher erläutert. Es folgt die methodische Herangehensweise, sowie die Vorstellung der gewählten Studien. Im dritten Kapitel werden diese diskutiert und bewertet. Im vierten und letzten Kapitel wird ein Ausblick auf zukünftige Studien und laufende Forschungsinhalte gegeben.

---

[1] Aus Gründen der flüssigeren Lesbarkeit wird auf eine geschlechtsspezifische Differenzierung, wie z.B. Patient/In, verzichtet. Genannte Begriffe gelten jedoch im Sinne der Gleichberechtigung für beide Geschlechter.

1. Recherche

Folgend wird nun die Recherche in der Meta-Datenbank PubMed dargestellt, wodurch die Studienabstracts zu der jeweiligen Fragestellung gefiltert werden.

Grundlegend ist es zunächst wichtig, aus der formulierten Fragestellung die Schlüsselbegriffe zu definieren und diese daraufhin ins Englische zu übersetzen, da es sich bei PubMed um eine englischsprachige Datenbank handelt. In der Suchleiste wird der Suchvorgang über die MeSH-Datenbank eingeleitet. Die Schlüsselbegriffe des Suchvorgangs werden über die drei Bool'schen Operatoren (AND, OR, NOT) sinnvoll miteinander verbunden, um die Suche nach geeigneten Studienergebnisse zu spezialisieren. Um die nun erscheinenden Ergebnisse in PubMed, in Form von Abstracts, weiter zu selektieren, empfiehlt sich hier die Verwendung von weiteren Filtern, wie zum Beispiel die Art des Artikels, das Publikationsdatum und die Spezies. Danach folgt die Auswahl von fünf geeigneten Abstracts, die der zugrundeliegenden Fragestellung entsprechen.

Der Recherchezeitraum mit Prüfung der passenden Abstracts beanspruchte zwei Tage, insgesamt circa fünf Stunden.

1.1 Das PICO-Schema

Sowohl bei der Formulierung, als auch bei der Suche einer geeigneten Fragestellung ist es hilfreich, sich am PICO-Schema zu orientieren. Das P steht dabei für die zu untersuchende Patientengruppe, im vorliegenden Fall also Parkinsonpatienten. Die Intervention (Abkürzung I) untersucht die Effektivität der Tanztherapie, welche auf ihre Sinnhaftigkeit bei der besagten Patientengruppe geprüft werden soll. Da in der vorliegenden Hausarbeit die Effektivität von Tanztherapie hinterfragt wird und keine Vergleiche zu anderen Therapieformen angestrebt werden, wird die Abkürzung C, für Comparison, außer Acht gelassen. Letztendlich wird die Wirksamkeit der Tanztherapie bei Parkinsonpatienten geprüft und auf die Verbesserung oder Verschlechterung der Lebensqualität der Betroffenen bezogen, was schließlich das Outcome (Abkürzung O) aufzeigt. Dieses sollte sich generell auf nicht mehr als zwei Fragen oder Ziele beziehen.

Durch das PICO-Schema ergibt sich nun folgende Forschungsfrage:

Wirkt sich eine Tanztherapie positiv auf die Lebensqualität von Parkinsonpatienten aus?

1.2 Festlegung der Schlüsselbegriffe

Zu Beginn ergeben sich aus der Fragestellung die Schlüsselbegriffe Tanztherapie und Parkinson, welche über das Online-Wörterbuch www.leo.org, www.pons.com und www.linguee.de zu den Begriffen dance therapy und Parkinson's disease übersetzt werden. Des Weiteren erscheint der Suchbegriff Krankheitsverlauf (course of a disease, pathogenesis oder pathogeny) als passend, führt jedoch zu Items, die unbrauchbar und meist auf andere spezielle Krankheiten bezogen sind. Im nächsten Versuch wird anstatt des Krankheitsverlaufs der Suchbegriff Gesundheit (health) verwendet, der aber, in Verbindung mit Parkinson's disease und dance therapy zu keinerlei Studienergebnissen führt. Zuletzt wird der Baustein Gesundheit wiederum durch Lebensqualität, folglich quality of life, ersetzt, der zu einem Suchergebnis von 8 Studien führt. Da dies zunächst eine sehr überschaubare Anzahl an Ergebnissen ist, wird das Schlagwort quality of life zunächst wieder zurückgezogen. Danach finden sich 20 Abstracts zur Behandlung von Parkinson mittels Tanztherapie. Enthalten sind dabei auch alle acht Abstracts, die zuvor auch mit dem zusätzlichen Suchbegriff quality of life herausgefiltert wurden. Aufgrund des Interesses an den physischen als auch psychischen Veränderungen im Leben eines Menschen mit Morbus Parkinson und den eventuellen positiven Effekten der Tanztherapie, wurde weiterhin auch der Schlüsselbegriff quality of life verwendet.

1.3 Suchvorgang mit MeSH und PubMed

Um präzise Studienergebnisse zu erhalten, beginnt man mit der Schlagwortsuche über die MeSH-Datenbank von PubMed. Es liegen die Schlagworte „Parkinson's disease", „dance therapy" und „quality of life" vor. Da diese als Grundbegriffe bei MeSH bestehen, gibt es auch keine weiteren, teilweise auf bestimmte medizinische Gebiete bezogenen Items. Die Begriffe werden daraufhin jeweils nacheinander gesucht und über den Button „Add to search builder" in den Search Builder von PubMed eingefügt. Als Bool'scher Operator diente zwischen allen drei Suchbegriffen die Verbindung „AND". Im PubMed Search Builder befand sich folglich die Suchkombination „Parkinson's disease AND dance therapy AND quality of life". Der Button „Search PubMed" leitet nun die Suche nach Ergebnissen ein, welche das Ergebnis von 8 Studien erzielt.

1.4 Auswahl der Abstracts

Mit dem gewählten Filter „Publication date – 10 years" verringert sich die Anzahl der Studien nicht. Um eine weitestgehende Aktualität der Studienergebnisse zu erhalten, wurde probeweise das Publikationsdatum auf fünf Jahre begrenzt, wodurch eine Anzahl von 6 Studien erreicht wurde. Dabei wurde allerdings eine Studie aus dem Jahr 2009 herausgefiltert, die aufgrund der darin verwendeten Assessments und der inhaltlichen Relevanz gut kompatibel mit der grundsätzlichen Fragestellung war. Daher blieb die Auswahl auf zehn, anstatt auf fünf Jahre begrenzt.

Da die Anzahl der acht gefundenen Abstracts gering war, musste nun ermittelt werden, ob fünf dieser acht Studien auch tatsächlich der Fragestellung entsprachen. Im groben Überblick, also nur anhand der Überschriften, war dies bei allen herausgefilterten Studien der Fall. Bei der folgenden, genaueren Evaluation der Studien wurde das Hauptaugenmerk auf die Überprüfung der Lebensqualität der einzelnen Gruppenteilnehmer vor, während oder nach der Tanztherapie gelegt. Sinnhaft war dabei zunächst eine Eruierung des Schlagwortes „Lebensqualität": *„Lebensqualität ist die subjektive Wahrnehmung einer Person über ihre Stellung im Leben in Relation zur Kultur und den Wertesystemen, in denen sie lebt und in Bezug auf ihre Ziele, Erwartungen, Maßstäbe und Anliegen. Es handelt sich um ein breites Konzept, das in komplexer Weise beeinflusst wird durch die körperliche Gesundheit einer Person, den psychischen Zustand, die sozialen Beziehungen, die persönlichen Überzeugungen und ihre Stellung zu den hervorstechenden Eigenschaften der Umwelt."* (Renneberg & Hammelstein, 2006, 29). Um die Lebensqualität messen und vergleichen zu können, sollten Assessments mit einer möglichst hohen Reliabilität und Validität, wie beispielsweise den Parkinson's Disease Quesstionnaire 39, den Dynamic Gait Index, die Berg Balance Scale oder den Timed up and go Test verwendet werden. Außerdem erschien es wichtig, eine möglichst große Patientengruppe über einen möglichst großen Zeitraum zu testen, um eine hohe Repräsentativität bei Patienten mit Parkinson zu erzielen.

2. Vorstellung der ausgewählten Abstracts

Im Folgenden werden die ausgewählten Abstracts in Bezug auf die teilnehmenden Parkinsonpatienten, die Studieninhalte, den Studienablauf, das Studienergebnis und folgend die positiven und negativen Aspekte der jeweiligen Studie vorgestellt.

2.1 „Tango for treatment of motor and non-motor manifestations in Parkinson´s disease: a randomized control study"

Das erste ausgewählte Abstract „Tango for treatment of motor and non-motor manifestations in Parkinson´s disease: a randomized control study" befasst sich mit den Effekten des argentinischen Tangos bei motorischen und nicht-motorischen Manifestationen von Morbus Parkinson. In der Studie wurden zwei Gruppen verglichen: die erste Gruppe bestand aus 18 Teilnehmern mit Tanzpartnern, die 24 Unterrichtsstunden absolvierten. Die andere Gruppe bestand aus 15 Teilnehmern, die eigenständige Übungen, jedoch ohne Tango-Tanzstunden, durchführten. Das primäre Hauptzielkriterium war der motorische Schweregrad, das sekundäre bezog sich auf die Ergebnisse in Gleichgewicht, Kognition, Fatigue, Teilnahmslosigkeit, Depression und schließlich die Lebensqualität. Im Ergebnis zeigte sich auf den ersten Blick kein Unterschied zwischen den beiden Gruppen, jedoch wurde im Timed up and go Test eine Verbesserung der Tango-Gruppe verzeichnet, sowie leichte Verbesserungen im Montreal Cognitive Assessment und der Fatigue Severity Scale. Im Interview gaben die Teilnehmer der Tango-Gruppe eine erfreulichere Erfahrung und umfassende Behandlung im Gegensatz zu der eigenständigen Trainingsgruppe an. Die Schlussfolgerung hierbei ist, dass argentinischer Tango eine Verbesserung des Gleichgewichts, der Mobilität, Kognition und Fatigue haben kann.

Kritikpunkte sind die zu kurze Studienzeit, die Anzahl der zu testenden Personen, die eine geringe Repräsentativität darstellt und eine ausbleibende Verwendung randomisierter Assessments zum Thema der subjektiv empfundenen Lebensqualität, wie dem Parkinson's Disease Questionnaier 39 (PDQ-39).

2.2 „Dance for PD: a preliminary investigation of effects on motor function an quality of life among persons with Parkinson's disease (PD)"

Die zweite Studie „Dance for PD: a preliminary investigation of effects on motor function an quality of life among persons with Parkinson's disease (PD)" befasst sich mit einer Studie aus dem Jahre 2001, bei der über acht Wochen und 16 Einheiten/20 Gesamtstunden 14 Parkinsonpatienten zusammen mit einer Pflegeperson an Tanzstunden teilnahmen, die von professionellen Tanzlehrern geleitet wurden. 12 von 14 Teilnehmern beendeten den zweimonatigen Kurs und vier der Teilnehmer nahmen das Angebot noch vier Jahre nach Studienende wahr. Es wurden verschiedene Assessments, wie die Einteilung des Schweregrads der PD nach Hoehn und Yahr (in der Teilnehmergruppe reichten sie von I bis IV), die Berg Balance Scale, die Beck Depression Inventory und der PDQ-39, sowie individuelle Interviews nach der letzten Trainingsstunde angewendet. Sowohl die qualitativen als auch die quantitativen Tests ließen eine positive Verbesserung der physischen und psychischen Faktoren verlauten.

Die geringe Teilnehmeranzahl und die kurze Studienzeit sind auch dabei wieder kritisch zu beurteilen.

2.3 „Dance as an intervention for people with Parkinson's disease: a systematic review and meta-analysis"

Die dritte Studie „Dance as an intervention for people with Parkinson's disease: a systematic review and meta-analysis" vergleicht die Studienergebnisse aus fünf Studien miteinander. Zu bewerten ist die Effektivität von Tanz im Vergleich zu einer Vergleichsgruppe ohne jegliche Intervention und einer Vergleichsgruppe mit anderen, auf Bewegung basierenden Aktivität. Bei der Tanzgruppe ließen sich, im Vergleich zu der Gruppe ohne jegliche Intervention, Erfolge in Bezug auf die Unified Parkinson Disease Rating Scale (UPDRS), die Berg Balance Scale und Gehgeschwindigkeit verzeichnen. Auch im Vergleich zu der Gruppe mit einer anderen sportlichen Aktivität konnte man eine Verbesserung bei der Berg Balance Scale und vor allem bei der Lebensqualität, welche mit dem PDQ-39 getestet wurde, erkennen.

Neben diesen positiven Entwicklungen und den Vergleichen zu anderen, beziehungsweise ausbleibenden, Interventionen bleibt hier zu kritisieren, dass keine Angaben zur Dauer und Teilnehmerzahl der einzelnen Studien vorliegen.

2.4 „Rehabilitation, exercise therapy and music in patients with Parkinson's disease: a meta-analysis of music-based movement therapy on walking-ability, balance and quality of life"

Die vorletzte und vierte Studie „Rehabilitation, exercise therapy and music in patients with Parkinson's disease: a meta-analysis of music-based movement therapy on walking-ability, balance and quality of life" befasst sich primär mit musikgestützter Therapie (MbM: Music-based movement therapy) bei Parkinsonpatienten, die zum Teil auch aus einer Tanztherapie besteht. Das Hauptaugenmerk der Studie liegt auf der Gehfähigkeit, dem Gleichgewicht und der Lebensqualität. Auf eine Gesamtteilnehmeranzahl von 168 Patienten wurden die Assessments Berg Balance Scale, der Timed up and go Test und die Messung der Schrittlänge angewendet. Die Patienten wurden dabei angeleitet, sich auf die Freude an der Bewegung zu konzentrieren und nicht an ihrem persönlichen Bewegungslimit. Bezogen auf das Gangbild gab es Verbesserungen in der Berg Balance Scale, sowie bei der Ganggeschwindigkeit und Schrittlänge, jedoch stach hierbei die Gruppe, die sich vor allem mit dem Tanz beschäftigte, nicht wesentlich heraus. Es besteht jedoch die starke Vermutung, dass musikunterstützte Therapie dabei hilft, die kognitiven Bewegungsstrategien, die Einsatztechniken, das Gleichgewicht und die allgemeine Aktivität zu kombinieren, während man sich auf die Bewegung zur Musik konzentriert.

Die genannte Teilnehmeranzahl ist zunächst ein guter Schritt in Richtung der Allgemeingültigkeit, jedoch sollten wieder die Assessments überarbeitet werden, um näher auf die subjektive Empfindung der Patienten zu ihrer persönlichen Lebensqualität einzugehen.

2.5 „Health-related quality of life and alternative forms of exercise in Parkinson's disease"

Die letzte Studie „Health-related quality of life and alternative forms of exercise in Parkinson's disease" vergleicht die Effekte von Tango, Walzer/Foxtrott, Tai Chi und keinerlei Intervention in Bezug auf die Lebensqualität von Parkinsonpatienten miteinander. Es wurden insgesamt 75 Personen zu den vier verschiedenen Untersuchungsgruppen zugeteilt und nahmen über 13 Wochen an 20 Stunden der jeweiligen Intervention teil. Sowohl die drei körperlich Aktiven, als auch die verbleibende inaktive Gruppe füllten zu Beginn und am Ende dieser 13 Wochen den PDQ-39 und weitere Fragebögen aus. Dies führte zu signifikanten Unterschieden zwischen den teilnehmenden Gruppen. Tango verbesserte deutlich die Mobilität, die soziale Interaktion und die Lebensqualität. Bei den verbleibenden Gruppen, Walzer/Foxtrott, Tai Chi und der inaktiven Gruppe, konnten keine deutlichen Verbesserungen verzeichnet werden. Die Schlussfolgerung daraus ist, dass Tango, im Vergleich zu anderen Tanzstilen, sowie Tai Chi und der inaktiven Gruppe, vor allem die Verbesserung des Gleichgewichts und der Gangdefizite schult.

Kritisch sollte man bei dieser Studie betrachten, dass die oben genannten „weiteren Fragebögen", beziehungsweise Assessments, nicht näher beschrieben wurden, womit es fraglich bleibt, wie die Verbesserung des Gleichgewichts und der Gehfähigkeit belegt wurden.

3. Zusammenfassung, Kritik und Vergleich der Studien

Betrachtet man alle fünf Studien im Hinblick auf die Teilnehmeranzahl, so muss kritisiert werden, dass eine hohe Repräsentativität von Patienten mit der Parkinson-Krankheit leider nicht erreicht wurde, da die Teilnehmeranzahl nur von 14 bis 168 Patienten reicht und bei einem Abstract erst gar nicht genauer beschrieben wurde. Die kleinen Probandengruppen, aber auch die meist kurze Dauer der Studien führen auch dazu, dass die Ergebnisse, vor allem bezüglich der Verbesserung der Lebensqualität, stark variieren. Zudem wurde leider kein einheitliches Assessment verwendet, wie beispielsweise der Parkinson's Disease Questionnaire 39 zur Einschätzung der Lebensqualität oder die Berg Balance Scale zur Einschätzung des Gleichgewichts, was einen Einblick in die Mobilität des Patienten ermöglicht und daher im weiteren Sinne auch zu dessen Lebensqualität beiträgt. In zukünftigen Studien zu diesem Thema sollte also unbedingt beachtet werden, dass es sich zum einen um Langzeitstudien handelt und zum anderen eine möglichst große Probandengruppe umfasst, die mit einheitlichen Assessments vor, während und nach der Studie befragt und getestet werden. Dies führt zu einer hohen Reliabilität und allgemeinen Validität.

Positiv bleibt zu bewerten, dass vor allem der argentinische Tango förderliche Effekte auf die Bewältigung von Parkinson beinhaltet, wie die Verbesserung des Gleichgewichts, soziale Interaktion durch das Tanzen mit einem Partner und eine gesamte Verbesserung der Lebensqualität, sowie Freude an Bewegung. Außerdem lässt sich in zwei der fünf Studien der Schweregrad der Parkinsonerkrankung nachweisen, wobei in der zweiten Studie sogar Betroffene von allen vier Schweregraden vertreten sind. Das Publikationsdatum von drei Studien ist auf die letzten fünf Jahre begrenzt, was daher auch eine gewisse Aktualität belegt. Die älteste Studie stammt aus dem Jahr 2001 (erst 2007 veröffentlicht) und zeigt jedoch durch die Berg Balance Scale, die Beck Depression Inventory und den PDQ-39, sowie persönliche Interviews nach der Therapie einen vorbildlichen Umgang mit den Assessments.

4. Gliederung der Hausarbeit

Auf der Grundlage der vorangegangenen und abgeschlossenen Recherche ist nun die Gliederung der Hausarbeit in Bezug zur eigentlichen Fragestellung vorzunehmen. Nach dem Deckblatt und dem Inhaltsverzeichnis folgt die Einleitung, in der der Forschungsinhalt vorgestellt, und das Forschungsinteresse begründet wird. Mit diesem kurzen Überblick, der aus circa eins bis zwei Seiten besteht, sollte außerdem das Interesse des Lesers geweckt werden. Folgend kommt es zum Hauptteil, der sich mit der aktuellen Studienlage der Forschungsfrage beschäftigt, theoretische Hintergründe beleuchtet und die einzelnen Studien vorstellt. Zuletzt werden die erforschten Ergebnisse bewertet, untereinander verglichen und diskutiert.

Literaturverzeichnis

Bäzner, H. & Wöhrle, J. C. (2007). Morbus Parkinson und weitere extrapyramidale Bewegungsstörungen. In J. Schölmerich (Hrsg.), *Medizinische Therapie 2007/2008* (1358-1371). Heidelberg: Springer.

Gerlach, M., Reichmann, H. & Riederer, P. (2007). *Die Parkinson-Krankheit: Grundlagen, Klinik, Therapie.* Altenburg: Springer

Alesch, F. & Kaiser, I. (2010). *Tiefe Hirnstimulation: Ein Ratgeber für Betroffene bei Morbus Parkinson.* Wien: Springer

Renneberg, B. & Hammelstein, P. (2006). *Gesundheitspsychologie.* Berlin, Heidelberg: Springer

Deutsche Parkinson Gesellschaft. (2013). *Von der Forschung in die Klinik: Die Deutsche Parkinson Gesellschaft mit neuer Präsenz im Web.* Retrieved from http://www.parkinson-gesellschaft.de/aktuelles/36-von-der-forschung-in-die-klinik-die-deutsche-parkinson-gesellschaft-mit-neuer-praesenz-im-web.html

Parkinson aktuell. (2013). *Häufigkeit und Formen von Parkinson.* Retrieved from http://www.parkinson-aktuell.de/was-ist-parkinson/haeufigkeit-und-formen-von-parkinson

Meinck, H. M. & Ringleb, P. A. (2012). Parkinson-Syndrom und andere Bewegungsstoerungen. *Deutscher Ärzteverlag GmbH. 12*(2), 391-3.

Rios Romenets, S., Anang, J., Fereshtehnejad, S.-M., Pelletier & A., Postuma, R. (2015). Tango for treatment of motor and non-motor manifestations in Parkinson's disease: a randomized control study. *Complementary Therapies in Medicine, 23*(2), 175-84.

Westheimer, O., McRae, C., Henchcliffe, C., Fesharaki, A., Glazman, S., Ene, H. & Bodis-Wollner, I. (2015). Dance for PD: a preliminary investigation of effects on motor function and quality of life among persons with Parkinson's disease (PD). *Journal of neural transmission, 122*(9), 1263-70.

Sharp, K. & Hewitt, J. (2014). Dance as an intervention for people with Parkinson's disease: a systematic review and meta-analysis. *Neuroscience and biobehavioral reviews,47*, 445-56.

de Dreu, M. J., van der Wilk, A. S., Poppe, E., Kwakkel, G. & van Wegen, E. E. (2012). Rehabilitation, exercise therapy and music in patients with Parkinson's disease: a meta-analysis of the effects of music-based movement therapy on walking ability, balance and quality of life. *Parkinsonism & related disorders, 18*(Suppl 1), 114-9.

Hackney, M. E. & Earhart, G. M. (2009). Health-related quality of life and alternative forms of exercise in Parkinson disease. *Parkinsonism & related disorders, 15*(9), 644-8.

BEI GRIN MACHT SICH IHR WISSEN BEZAHLT

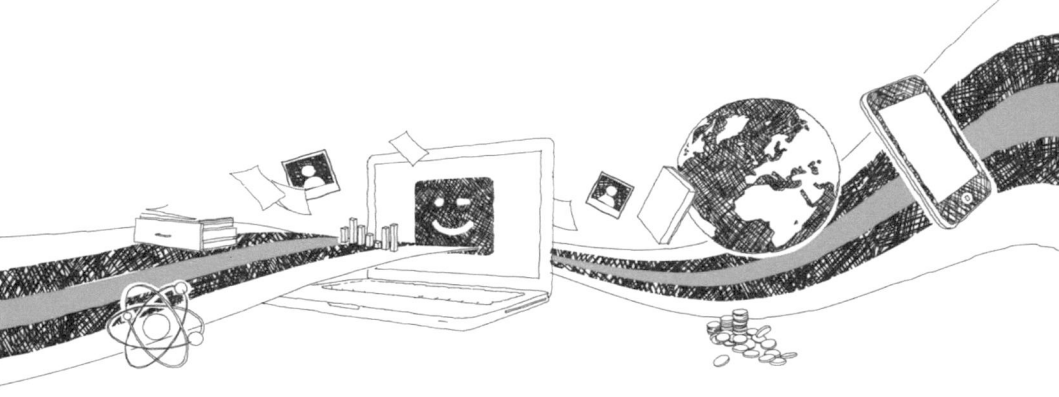

- Wir veröffentlichen Ihre Hausarbeit, Bachelor- und Masterarbeit

- Ihr eigenes eBook und Buch - weltweit in allen wichtigen Shops

- Verdienen Sie an jedem Verkauf

Jetzt bei www.GRIN.com hochladen und kostenlos publizieren

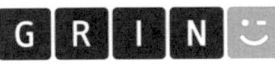